协和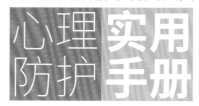

教你心理防护

新冠肺炎疫情中各类人员

心理防护 实用手册

主编 魏镜 孙晖

U0232777

图书在版编目(CIP)数据

协和教你心理防护：新冠肺炎疫情中各类人员心理防护实用手册 / 魏镜，孙晖主编.—武汉：湖北科学技术出版社，2020.4
ISBN 978-7-5706-0880-5

Ⅰ.①协… Ⅱ.①魏… ②孙… Ⅲ.①日冕形病毒－病毒病－肺炎－心理疏导－手册 Ⅳ.①R395.6-62

中国版本图书馆 CIP 数据核字(2020)第 057524 号

出 品 人：王力军
策划编辑：冯友仁
责任编辑：徐 丹　　　　　　　　　封面设计：张 婕 胡 博

出版发行：湖北科学技术出版社　　　电话：027－87679454
地　　址：武汉市雄楚大街 268 号　　邮编：430070
　　　　　（湖北出版文化城 B 座 13－14 层）
网　　址：http://www.hbstp.com.cn

印　　刷：武汉精一佳印刷有限公司　　　　　邮编：430034

889×1194　　　　1/32　　　　2.75 印张　　　59 千字
2020 年 4 月第 1 版　　　　　2020 年 4 月第 1 次印刷
　　　　　　　　　　　　　　　　　　　定价：25.00 元

本书如有印装质量问题 可找本社市场部更换

编　委　会

2020，一个寓意"爱你爱你"的年份，让我们同胞失爱、施爱！

在这个冬春交替的季节，一场新型冠状病毒肺炎（以下简称"新冠肺炎"）疫情以武汉为圆心向全国蔓延，万千医护人员迎着危险围追堵截病毒，以自己的生命呵护同胞的生命！艰苦卓绝的抗疫战场内外，过去奔波、生活在不同领域、地域的每一个中国人，被疫情重新划分着类别：密切接触人群、疑似感染人群、确诊感染人群、抗击疫情人群、奉献爱心人群、健康人群等等。与新冠肺炎感染者越近的人，越是我们最放不下的牵挂！

当巨大疫情袭来，确诊患者、疑似患者、密切接触者、患者家属、医护人员、工作在一线的人员，除了抗击和防治疫情外，还要应对心理上的波澜起伏，心理问题严重者甚至会出现心理疾病，这对病情、疫情的影响无疑是雪上加霜。

平时，每个人都可以运用各种有效方式进行自我心理调控，把不正常变为正常，把不平衡变得平衡。这是人类智慧的本能，这也是心理问题的最佳答案。但是，突发情况下，这种本能会不够用，会失灵、失向、失控。心理问题是疫情的影子，疫情越重、越广泛，心理问题越多、越普遍。怎样进行自我心理调控？如何帮助他人进行心理防护？致力于帮助抗疫医护人员和大众做好疫情时期的心理健康防护，协和医院责无旁贷！

处在疫情中心的华中科技大学同济医学院附属协和医院，在党委副书记孙晖指导下，组建了由护理部副主任胡德英等 20 余人组成的心理疏导小组，为医护人员、确诊患者、疑似患者、密切接触者、患者家属、社会民众提供 24 小时不间断的疑问解答与心理辅导。他们在紧张工作之余，将来自一线的心理问题与解答建议整理出来，与北京协和医院专家团队共同编写了这本《协和教你心理防护》手册。

北京协和医院心理医学科主任魏镜带领团队伏案编撰整理，几个昼夜的付出，终于写就这本心血之作。相信这些来自武汉抗疫一线与北京协和医院的宝贵知识与经验，能够从心理角度帮助投身疫情防治的医护人员、患者、患者家属及心有疑虑的各类人群。

本手册最大特点就是实用，每个问题都切中不同人群常见的心理现象，并给出科学的防护方法和路径。相信这本手册会拨开新冠肺炎带来的阴霾，为忧虑心灵照进温暖阳光。

感谢胡德英副主任心理疏导团队在一线艰苦奋战、抗击疫情！

感谢魏镜主任团队夜以继日编写手册！

感谢健康界团队协助联络沟通和传播！

疫情终将被战胜，中国必定健康繁荣！

北京协和医院党委书记
兼中国医学科学院副院长
北京协和医学院副校长
2020 年 2 月

无论何时，心理健康至关重要。

过去一个月，旨在防控汹涌而至的新冠肺炎疫情，全国多地启动突发公共卫生事件一级响应机制，关闭旅游景区、停止聚集性文化娱乐活动等。因此，包括健康人群在内的各类人员，难免会心理波动，甚至出现焦虑、恐惧等情绪。别过于紧张，只要进行合理的自我疏导调整，科学看待疫情，就能战胜"心病"。

这段时间，华中科技大学同济医学院附属协和医院全员奋战，以各种方式防控疫情、救治患者和帮助人民群众，其中包括面向医护人员、感染患者、疑似病例等人群开展心理干预，让大家保持心理健康和树立战胜疫情的信心。忙碌之中，我们医院还结合一线抗疫经验和民众关心的问题，编写涵盖病毒知识、科学防护、用药要领、心理防护、营养支持的问答手册，多条途径送达需要者。

就在此过程中，同样具有强烈社会责任感的北京协和医院，不仅由党委书记张抒扬亲自带队驰援武汉，身处后方的心理医学科主任魏镜教授也挺身而出，融合专业知识和仁心大爱，昼夜赶写这本心理防护图书，同时收纳武汉协和医院的部分内容。对此，我们很欣慰能参与其中，与北京协和医院携手帮助更多人。

特别值得一提的是，这本图书不仅适用于抗击新冠肺炎疫情时期，平时遇到心理健康问题同样可以翻阅使用。在我看来，柔软的爱结合科学方法，能够消除自己和身边人生活中遇到的很多心理问题。拿起书和爱，一起做好心理健康防护。

感谢张抒扬书记、魏镜教授的行动和担当！

感谢编写本书的两家医院同仁！

感谢健康界传播实用抗疫知识！

感谢每一位心理健康防护者！

疫情终将被战胜，让阳光照进每个人的心灵！

华中科技大学同济医学院
附属协和医院党委书记
2020 年 2 月

人人都有心理健康自我防护的"百宝箱"。平日生活里、常态压力下并不需要别人总是"指点江山"。然而，当突遇挑战如这次新冠肺炎疫情，心理处于"急性应激"，或面对超常压力如当前的疾病肆虐，心理处于"强烈应激"时，我们的心理防护"百宝箱"可能就不够用了。

大家当然知道，心理稳固和心态镇定并不能用来对抗疫情本身，保持健康甚至保持心理健康也并不需要绝对如此。本手册只重点强调建设那些有利于度过全面疫情防控的心理应对，防范那些不利甚至有碍于度过这段困难时期的心理反应和行为。这时，如果能够获得一些专业指导，有专家"指点迷津"，我们完全可以挖掘自身潜力、动员自身潜在资源，度过这段心理健康困难时期。

我们也都知道，铺天盖地"一哄而上"和"形形色色"的心理关注和干预不仅不能真正精准地帮助到有这种需求的个人，甚至反而过多地分散了本不必要也不应该被分散的宝贵的应对疫情的注意力，还可能冲撞和扰动了人们自我发展出来的有用的心理防护机制。

我们还要强调，随着疫情的控制和全面社会生活生产的恢复，人们对疫情期间全面暴发的心理行为反应的关注度会下降。但本手册中建议关注的各群体的心理困境仍可能继续存在；疫情相关压力所诱发的精神心理疾病可能持续干扰人们的健康生活；尤其新冠肺炎患者恢复期的心理健康状态仍需要长期的专业跟踪、保护和治疗。经验就是 SARS 康复患者需要的长期心理健康重建。

由于情况突发、立意仓促、调查了解有限，加之手册编写时间短，更因新冠肺炎这一疾病本身的复杂性和不确定性，人们对此产生的心理反应也会有不断的变化。书中内容定有局限之处，欢迎反馈和建议。如有欠妥之处，期待斧正。

北京协和医院心理医学科

2020 年 2 月

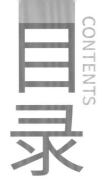

目录 CONTENTS

第一章
普通健康人群的心理防护

一、容易出现或者观察到的现象

疫情期间如果出现或者观察到以下现象。

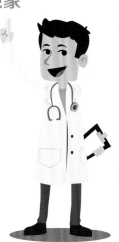

01 "持续反复关注网上和媒体上的信息，无法自拔。"

02 "出现各种身体反应，如呼吸不畅、胸闷、疼痛。"

03 "内心着急，恨不得自己成为一线工作人员，整天对着电视或者网络指点江山、激扬文字……"

04 "近几天几乎没合眼，一直在想，自己能做什么？"

05 "对报道的负面信息产生愤怒、烦躁；对积极的信息又激动地落泪。"

06 "想到马上要恢复工作，感到各种恐惧，如上下班路上被感染怎么办？工作单位是不是安全？"

07 "出现一点头疼脑热的小毛病，感到紧张、矛盾，又想去医院又不敢去，甚至感到羞愧、自责……"

08 "在大家都很重视防护的情况下，自己显得特立独行、满不在乎，拒绝采取佩戴口罩等防护措施。"

09 "如果我被隔离了，我倒不担心我自己，但是我就担心我养的那些小动物没人照顾可怎么办？"

以上都提示我们正在经历的应激反应（stress response），这是一种当你身处压力性环境下——比如重大社会事件时（如 SARS、地震、新冠肺炎等），就会在我们的大脑中牵引出一系列的情绪和身体反应。加之不断关注到患者去世、医务人员感染、慈善机构不作为等"坏消息"，又进一步强化了以上应激反应。

这些大部分下意识的生理和情绪反应是相当正常的。因为我们都处在社会生活中，与组织和他人相联。人类特有的共情功能让我们即使没有亲身经历危险，也能体验到同样的情绪与压力。

二、做好自我心理防护的方式

对多数人而言，上述应激反应不需要任何外界干预，是可以自行消退并恢复正常的。部分人度过上述应激反应不那么容易，会在不知不觉中陷入"过度应激反应"困境，无法自拔。以下 7 个方面的自我防护方法可能有助于摆脱过度应激反应。

01 规律作息，保持常态化生活，吃好睡好，适量运动。危机事件的发生会令人手忙脚乱，自乱阵脚，因此让生活作息维持规律，是处理危机的必要条件。可以给自己列一个日常生活计划清单，并且认真执行它。这样可以很好地保持自己生活的结构，避免无休止陷入负面情绪中。

02 工作、学习、家务和其他日常任务之余，应着意训练转移注意力和放松。可进行个人平日就计划的、喜欢的、带来充实感的、愉悦和放松感的、可以专心致志从事的室内任务、休闲、艺术、娱乐活动等。但应防范和减少不良的应对，如大量烟酒、药物、赌博等。

03 除关注官方机构发布的新闻信息外，避免接收太多渠道、杂乱、重复的信息。避免自我强化危急感；避免自我暗示过度不安全感；避免整日被恐慌和抓狂情绪淹没心理防护的目标。

04 学习接纳自己的情绪，包括不批判、不责怪自己有焦虑、害怕、恐惧、后悔等情绪，也试着识别自己在以上情绪支配下有思考过于局限、言语过于唠叨、要求过于苛刻、抱怨过于强烈等言行举止现象，更要想象和尝试着如何忍耐这些情绪，减少这些负性认知和行为。

05 自我鼓励和肯定，主动回忆和尽可能运用一切既往成功应对危机和困难的自己和／或家人、朋友的经验，让自己坚定信心。

06 跟亲朋、好友、信任的同事建立日常的通信联系，相互寻求和／或提供交流、安慰、支持和彼此的关心。同时警惕不要把自己在压力状况下出现的负面情绪过度转移给他们，即避免向家人、朋友、同事等发泄强烈情绪，以免造成不良人际关系循环。

07 做好内心恐惧与保持希望的平衡，了解适度的恐惧能让自己做好充分必要的防护，变坏事为好事；同时坚信自己和身边所有人一道，可以经受住当前的磨难和挑战，相信疫情在不久的将来终会过去。

自助工具箱

情绪日记

你可以采用"情绪日记"来记录感受，见表 1-1。

表 1-1　情绪日记

日期	情绪体验	躯体感受	想法	付诸行动
	（强度 0～10） 0= 无 10= 非常强烈	（强度 0～10） 0= 无 10= 非常强烈	（强度 0～10） 0= 无 10= 非常强烈	
例： 2 月 1 日	焦虑、不安（6）	心慌、憋气（5）	可能被感染了（5）	尝试了肌肉放松

放松呼吸训练

　　找一个舒适的位置坐下来，可以坐在直背的椅子上，也可以坐在地板上，在臀部放上一块柔软的坐垫，或者一张矮凳，或者瑜伽垫子。如果你坐在椅子上，请注意不要让脊柱倚靠着椅背。如果你坐在地板上，双膝着地是比较理想的坐姿；调节垫子或者矮凳的高度，让自己感觉比较舒服和稳定。

让你的脊背处于挺拔而舒适的姿势。如果你是坐在椅子上，让你的双脚平放在地板上，双腿交叉。你可以闭上眼睛，或者盯着某处固定一点。

觉察身体的状态

将注意力集中在身体与地板或者其他物体的触感和挤压感上面，也就是去觉察自己的生理感觉。用 1~2 分钟去探索这些感觉。

关注呼吸的感觉

现在把你的注意力放到腹部的生理变化上，像躺着的时候那样，观察你的腹部随着每一次的吸气和呼气所产生的起伏。

关注每一次吸气时腹部肌肉的伸展，每一次呼气时腹部肌肉的收缩。尽量把注意力停留在腹部，体会在整个吸气和呼气的过程中腹部的生理感觉变化，还有在一次吸气和呼气之间，以及一次呼气和吸气之间的短暂停顿的感觉变化。当然，你也可以选择自己喜欢的其他身体部位作为注意的对象。不过这个部位在呼吸时的感觉应该是非常生动且变化分明的，比如像鼻孔这样的部位。

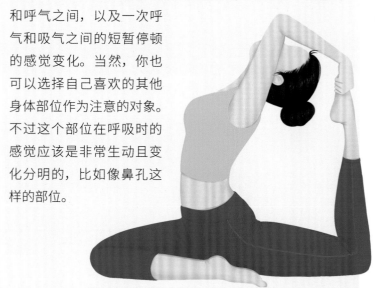

你不需要通过任何方式去控制呼吸的节奏——只要让身体自然地呼吸就可以了。尽量把这种宽容的态度带到生活的其他方面——不需要任何陈规戒律，也不需要达到任何特定的目标。尽量让生活顺其自然。

对待思维游离的方式

我们的思维迟早会从腹部呼吸的感觉中游离出来，陷入到想法、计划、白日梦，或者漫无目的的游荡之中。但是无论发生什么，不论你的思维是被拉走还是被吸引，都不必紧张。思维的游离或被别的事情吸引都是很正常的事，既没有犯什么错误也不能算是练习的失败。当你注意到自己已经不再关注呼吸运动的时候，你应该感到庆幸，因为你终于又回来了，再一次地回到了觉察之中。你可以简单地整理一下刚才的所思所想（留意自己的思维过程），并做一个简单的记录："想法、想法"或者"计划、计划"或者"担心、担心"。然后，慢慢地把注意力拉回到腹部上来，再一次关注吸气和呼气的感觉。

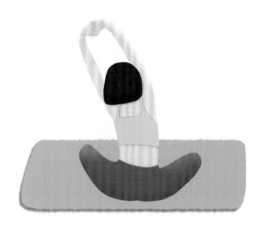

不论思维游离的次数多么频繁（其实，这经常会反复发生），你只需要留意每一次思维偏离的方向，并把注意力重新拉回到吸气和呼气的生理感觉上来即可。

尽量宽容地对待我们的觉察，把思维的游离看成培养耐心和宽容的机会，对生活报以更大的慈悲和同情。

请坚持练习 10 分钟左右，也可以根据自己的意愿坚持稍微久一点。不断地提醒自己要把意志力放在对经验的觉察上，尽量用呼吸作为连接此时此刻的纽带——当思维游离时，当你无法体会到呼吸运动及腹部的生理感觉时，通过对呼吸的觉察让思维重新回到当前的状态中来。

正念训练

选择一条你可以来回走动的小路（室内或室外），这个地点必须让你感到放松和安全——不会感到别人在用异样的眼光看着你（甚至包括你自己也不会觉得正在做奇怪的事）。

站在小路的一端，双脚并列分开，与肩同宽；双膝放松，可以自由地弯曲；双臂松弛地放在身体两侧，也可以双手交叉放在胸前或者身后；双眼直视前方。

把全身的注意力都放在双脚上面，感受脚掌与地面接触的感觉，以及全身的重量通过双腿和双脚传递到地面的感觉。你或许会发现，将膝盖稍稍弯曲几次能够更好地体会到脚掌和腿部的感觉。

轻轻地提起左脚跟，注意小腿肚肌肉感觉的变化，然后继续抬起整只左脚，把全身的重量转移到右腿上。全神贯注地觉察左腿和左脚向前迈进的感觉，以及左脚后跟着地的感觉。脚步不必迈得太大，自然的一步即可。让左脚的其他部分也完全着地，继续抬起右脚跟，体会全身重量落在左腿和左脚的感觉。

当体重全部转移到左腿之后，把右脚抬起向前迈进，觉察右脚和右腿的感觉变化。当右脚跟着地的时候，把注意力集中到右脚。随着右脚掌完全着地，左脚跟微微抬起，身体的重量又全部落在了右脚上。

　　通过这种方式，一步一步地从小路的一头走到另一头，要特别注意脚底板和脚跟与地面接触时的感觉，还有两腿在迈动时肌肉牵拉的感觉。你还可以把觉察扩展到其他你所关心的部位，比如关注行走过程中呼吸的变化，呼气和吸气分别是如何进行的，有什么感觉。你的觉察还可以囊括整个身体的感觉，包括行走和呼吸，以及每走一步脚和腿的感觉变化。

　　当你走到小路的尽头时，请静止站立一会儿；然后慢慢转过身，用心去觉察转身时身体的复杂动作，然后继续正念式行走。随着脚步的前进，你还能不时地欣赏到映入眼帘的风景。

　　以这种方式来回走动，尽量对行走中每时每刻的体验保持完全的觉察，包括脚和腿的感觉，以及脚接触地面的感觉。保持目光直视前方。

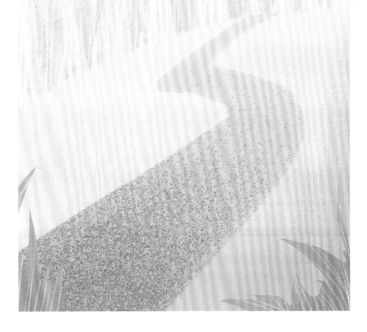

当你发现思维从行走的觉察中游离时，请把行走中的某一个步骤作为注意的对象重新进行关注，利用它将你的思绪拉回到身体及行走上来。如果你的思绪纷乱、内心非常焦躁，那么静止站立一会儿，双脚并列分开，与肩同宽，把呼吸和身体作为一个整体进行觉察，直到思维和身体都慢慢平静下来。然后继续进行正念式行走。

持续行走 10~15 分钟，也可以根据你自己的意愿多走一会儿。

一开始请走得比平时慢一些，让自己能够更好地去觉察行走时的感觉。一旦你掌握了这种行走的方式，就可以稍稍加快步幅，但是不要超过正常行走的步幅。如果你内心感到特别焦躁，那么一开始可以走得快一点，然后再慢慢地放慢速度。

在行走的过程中要注意：你不需要盯着自己的脚，它们知道路在哪里，你要用感觉去体会它们的存在。

在你平常走路的时候，也尽量采用冥想式行走方式。如果你是一个慢跑运动员，当然也可以把类似正念式行走的注意方式带到奔跑的每一步、每一刻、每一次呼吸中去。

积极的自我陈述

- 我是这个世界上独一无二的存在。
- 如果我努力去做，可以克服大部分困难。
- 我有许多优点，我值得被爱。
- 我愿意做自己的榜样，也积极地影响他人。
- 我犯过一些错误，但我可以进行修正，减少对自己和他人的影响。
- 每一天我都在成长。
- 虽然很艰难，但我愿意努力坚持。
- 有时我会感到害怕，但我相信自己有能力继续面对。
- 其他积极的自我陈述。

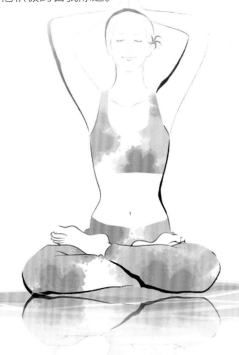

三、表明自己反应过度的迹象

以下 5 个方面的表现可以帮助你进行自我监测。

01 行为方面：坐立不安或懒言少动；易激惹，经常和人争吵；无法有效休息或放松，持续关注疫情相关信息；没有办法开展正常的生活和工作，反复关注疫情进展；看到任何相关消息，都要转发给周围的人；回避引起（创伤性）回忆的地点；心思都在疫情上，做事的时候，容易发生事故。

02 身体方面：肠胃不适；头晕头痛；各种疼痛；视觉障碍；体重减轻或增加；出汗或发冷；震颤或肌肉抽搐；慢性疲劳；胸闷心悸。

03 情绪方面：感到英勇、欣快或无敌感；焦虑或恐惧，以至鸡毛蒜皮的小事都觉得做不了；抑郁；愧疚；冷漠；悲伤；经常哭泣，陷入到疫情的场景中无法自拔。

04 思维方面：记忆问题；失去方向感、混乱；思维缓慢；注意力不集中；否认现实；无法决定事件的优先级、无法做决定；失去客观性。

05 社交方面：自我隔离；责备自己，感觉自己尤其渺小，什么忙也帮不上；难以给予他人或难以接受帮助；无法享受快乐或乐趣，无法忍受任何娱乐性活动。

如果这些现象中的一项或几项持续存在，甚至超过 1 个月，影响到日常生活和人际关系，就应当引起重视。

定量评估工具：综合生理心理社会功能评估问卷
UPPSAQ-70

如表 1-2 所示，请在最符合您实际情况处打"√"。

表 1-2　综合生理心理社会功能评估问卷 UPPSAQ-70

过去两周，以下困扰您的情况有多频繁？

序号	项目	完全没有	有时	超过一半天数	几乎每天
1	没有兴趣做事情或做事情没有乐趣				
2	感到情绪低落、沮丧，或者生活没有希望				
3	难入睡，或易醒，或睡得过多				
4	感到疲倦或没有精力				
5	胃口差或吃得过多				
6	觉得自己很差，或是个失败者，或让自己和家人失望				
7	很难集中注意力，如看报纸或看电视				
8	别人注意到你的行动或者说话很缓慢，或相反，你变得比平日更心烦、坐立不安、静不下来				
9	有过活着还不如死了好或以某种方式伤害自己的想法				

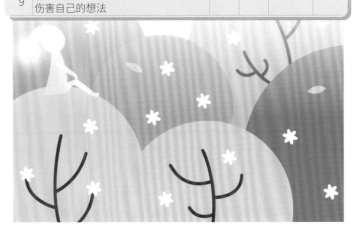

过去 3 个月中，以下困扰您的情况有多频繁？

序号	项目	无	1～2 次 / 周	3～4 次 / 周	≥5 次 / 周
1	入睡困难（30 分钟不能入睡）				
2	夜间易醒（≥2 次醒来）				
3	早醒（较平常提前 1 小时或以上）				
4	做噩梦				
5	睡眠质量差				
6	使用助眠药物				
7	白天感到困倦				
8	睡眠问题导致白天做事精力不足				

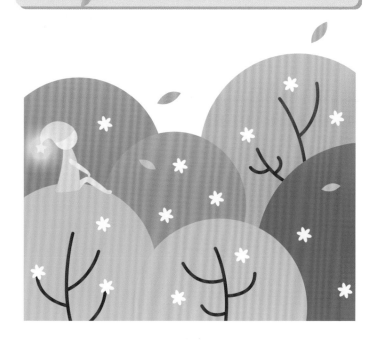

序号	项目	完全没有	有时有	超过一半时间	总是这样
9	我感到紧张不安，或担心害怕				
10	我预感好像会有什么不好的事情发生				
11	我会突然感到恐慌				
12	我的心中充满了烦恼或矛盾				
13	我感到压力很大				
14	我感到做事效率低				
15	休息时，我能够安闲而轻松地坐着				
16	我坐立不安，感到好像非要活动不可				
17	我很容易疲劳				
18	由于疲劳，我的身体功能受到影响				
19	由于疲劳，我的工作、家庭或社会生活受到影响				
20	疲劳成为影响我能力发挥的主要症状之一				
21	食欲下降或增加				
22	进食量减少或增加				
23	腹部不适、腹痛或腹胀				
24	打嗝或嗳气				
25	恶心或呕吐				
26	腹泻或便秘				

续表

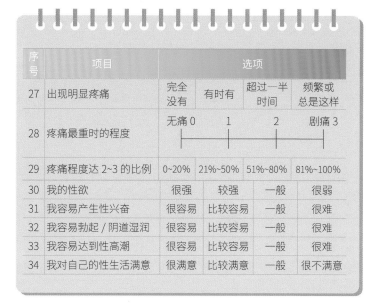

序号	项目	选项			
27	出现明显疼痛	完全没有	有时有	超过一半时间	频繁或总是这样
28	疼痛最重时的程度	无痛 0　　　1　　　2　　　剧痛 3			
29	疼痛程度达 2~3 的比例	0~20%	21%~50%	51%~80%	81%~100%
30	我的性欲	很强	较强	一般	很弱
31	我容易产生性兴奋	很容易	比较容易	一般	很难
32	我容易勃起 / 阴道湿润	很容易	比较容易	一般	很难
33	我容易达到性高潮	很容易	比较容易	一般	很难
34	我对自己的性生活满意	很满意	比较满意	一般	很不满意

续表

序号	项目	完全没有	有时有	超过一半时间	频繁或总是这样
35	我乐于并期待与亲朋好友相聚或交谈				
36	我同亲朋好友一起做活动计划				
37	我乐于与同事或邻居交谈				
38	我愿意了解别人的问题				
39	我喜欢我周围的人				
40	我和我周围的人相处融洽				
41	我和我周围的人一起开玩笑				
42	我认为自己能满足亲朋好友的需要				
43	我与亲朋好友之间无重大问题或冲突				

序号	项目	完全不同意	部分同意	较大程度同意	完全同意
44	我很害怕无法专心工作				
45	如果不能专心工作，我担心可能会失控				
46	我很害怕头晕、头痛的感觉				
47	在头痛、头晕或脸发麻时，我担心可能会中风				
48	我很害怕心跳过快的感觉				
49	在心跳过快、漏跳或胸部疼痛时，我担心可能会心脏病发作				
50	我很害怕气短或窒息的感觉				
51	在感到氧气不足、胸口或喉咙发紧时，我担心可能会憋死				
52	在剧烈胃痛时，我担心可能得了癌症				
53	我很害怕"发抖（颤抖）"的感觉				
54	我很害怕身体出现奇怪的或说不清楚的感觉				
55	在难以清醒思考或大脑一片空白时，我担心可能会出现可怕的问题				

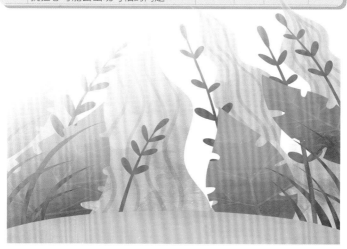

续表

序号	项目	害怕/焦虑的程度			
		无	轻度	中度	重度
56	与重要人物谈话				
57	在公共场合打电话或吃喝				
58	在人前表演、演讲或在会议上发言				
59	组织或参加聚会或集体活动				
60	进入已有人就座的房间或在有人注视下工作/书写/参加测试/作汇报				
61	与不太熟悉的人打电话/结识/交谈/会面/目光对视				

计分方式：表格中从左至右 4 个选项分别计 0、1、2、3 分。

参考值：<100 分。

四、可以从他人那里得到的帮助

01 如果他人只是直接指出问题所在，或者告诉你"应知应会"的东西，可能起不到太大作用。如：

■ "尝试转移一下注意力？"

■ "放松点儿！"

■ "其实没什么好担心的啊！"

■ "这是你瞎操心！"

■"你也太夸张了吧！"

02 如果他人能帮助自己找到和挖掘应对困难情景的潜在资源，则是有用的、符合心理防护专业原则的帮助——即心理咨询中的"资源取向"。

"资源取向"的核心是帮助我们发现自己的优势、希望、能力等。资源分为以下方面。

（1）内在资源：技能、视野、目标、兴趣、态度、知识、外表、记忆、信仰。

（2）外在资源：工作、经济能力、爱好。

（3）人际资源：伴侣和家人、朋友、医生。

03 为什么资源取向有作用呢？

如前言里说的，虽然每个人的生活都充满了困难、问题与挑战，但是我们每个人都有足够的资源去面对这一切（图 1-1）。

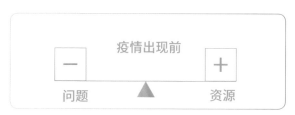

图 1-1 疫情出现前，问题与资源相对平衡

疫情出现后，作为一种潜在的危险甚至威胁生命的疾病，我们的心理状态失去了往日的平衡（图 1-2）。

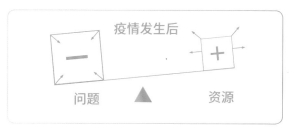

图 1-2 疫情发生后，问题与资源失去平衡

这个时候，面对这样强大的"对手"，如果能看到自身的优势、力量、价值与希望，才能有信心战胜对手，才能静下心来思考"破敌"之策。

在面对重大事件的时候做到重视资源，本身就是不容易的。它并不只是努力克制自己的负性情绪，告诉自己要坚强！这个初衷是好的，但是效果不一定理想。资源取向是认真从点滴处发现资源。

04 可用的工具——心理社会资源清单（表 1-3）。

表 1-3　心理社会资源清单

资源	举例 / 描述	自己是否具备 1= 完全不具备 10= 完全具备	对自己是否重要 1= 完全不重要 7= 最重要
技能	如：会消毒	1	7（那学学消毒吧！）
视野			
目标			
兴趣			
爱好			
态度			
知识			
外表			
记忆			
工作			
健康			
经济			
能力			
伴侣			
家人			
朋友			

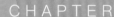

第二章
密切接触人群的心理防护

一、隔离期容易出现的心理反应

以下 8 个方面的心理反应是在所难免的。

01 焦虑： 可能很多是担忧，担忧各种严重后果，如发病、传染家人、影响自己在家庭或单位所承担的责任等；可能持续关注自己是否出现躯体不适，也会因此出现紧张、恐惧、易受惊吓；可能对过去喜欢或热衷的事不如原来享受甚至不能主动从事了，即使有兴趣但注意力难以集中，甚至坐立不安、忍不住刷手机、忍不住找人说话、反复寻求保证、反复洗手或急躁发火等行为。

02 孤独、无聊： 主要是平日重要生活内容如团队工作、聚会、运动等在隔离条件下无法实现。

03 自责、责怪： 基于过多担忧，人会倾向于把问题归咎于自己或可疑接触的人，如派自己出差的领导或需要自己去买菜的家人。

04 羡慕、嫉妒： 容易在看到或了解到同事、同学、朋友仍可以从事各种平时对自己也很重要的活动时出现此类反应。

05 侥幸、否认： 容易发生在平时就报喜不报忧的个体，或者激活了内心深刻强烈的恐惧时出现。

06 沉迷、颓废： 人们常会下意识地用沉迷一些活动来占据自己的思维，以免总是去体会难以承受之感。

07 接受、乐观：平时善于正性取向的人倾向于"既来之则安之"，并思考如何度过接下来的隔离时间。这样的反应下自己仍然重视隔离，却并非迫于焦虑，可以说是智慧的。

08 怀疑、郁闷：容易出现在平时即特别敏感的个体。或者儿童会误读为自己做错了什么事在受惩罚。也容易出现在老年人联想到自己给家人添麻烦，自己又无能为力。

二、做好自我心理防护的方式

轻中度的焦虑是适应性的，可以使人积极采取必要的行为，有现实的益处。重度的焦虑则对现实没有帮助，甚至可能有伤害，如作息饮食不规律、与亲友争吵导致隔离期得不到必要的照顾或协助，均非明智之举。特别需要注意的是，单纯焦虑也可以引起一定程度的胸闷感或持续气短，甚至低热。所以自我监测躯体症状时，需要考虑到这一因素。

如果觉得隔离期间"闲着也是闲着"，可以尝试一下以下"情绪管理"方式。

01 识别和命名情绪：找个安静放松的姿势，放下外界的事物，看向自己的内心世界，以好奇和关照的态度去识别自己的情绪，这是情绪管理的前提。可以问自己这样的问题："我现在感受到什么情绪？""我的身体有什么感觉？"如果情绪体验不强，可以把手放在胸前再继续体会。如果开始找到的形容词指代非常宽泛，如"难受""不好"等，可以继续体会，争取找到比较具体的形容词，如"担心""自责"等。

02 评估情绪的强度：可以用数字 0~10 做大概的衡量，情绪越强烈，越需要调动自己的潜力和周围的资源。

03 缓和情绪的强度：本手册中前面的放松呼吸训练、正念、自我陈述都可以使用；也可以使用冥想、"安全之所"练习调动自我安抚能力，最好跟随音频朗读来练习。运动、专注于一项工作、与宠物互动也常常是有效的。

04 付诸行动的应对。

（1）应对空虚：按平时的生活节奏规划接下来的隔离生活；主动选择几样活动填充空闲的时间段，如拼图。

（2）应对孤独：维持原有的社交网络，甚至进行新的探索。即便很不习惯，也可以尝试对可信的人表达一些感受，看看会激起什么样的浪花；用心对曾经"得罪"的人认真诚恳地道个歉。

自助工具箱

冥　想

示例：树的冥想

想象一片让你感到舒适的风景……

在这片风景中有一棵树……

走近这棵树，拥抱它，感受它纯粹的给予，感受它带给你的力量……

现在，慢慢松开怀抱，转过身，倚靠在你的树上……

现在，让自己和树紧密连结，融进树中……

你和你的树已经融为一体……

你可以感觉到你的根，感受到怎样透过这些根从土壤中吸收营养……

想一想你在此刻最需要哪一种营养。我们在各个层面接受营养，躯体的、情绪的、精神的、心灵的。确定你此刻所需要的那种营养，尽可能准确地命名它……

现在，允许你自己接受你所需要的这种营养……

现在，感受你的树冠，你透过枝叶吸收阳光的光和热，吸收空气中的营养。

再一次，意识到你从阳光和空气中需要哪一种营养，让你的愿望尽可能清晰……

现在，允许你自己接受你所需要的这种营养……

感受天空的养分和土壤的养分在你体内结合、生长……

现在离开你的树，你们逐渐一分为二……

走出几步，感谢你的树对你的帮助……

承诺你会尽可能多地回来……

现在，让你全部的注意力回到房间里。

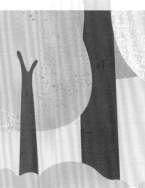
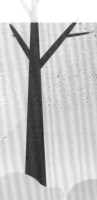

激活自我安抚能力

示例：内心安全之所

现在，请朝你内心一个安全的地方望去：一个让你感到非常舒适、只有自己才能踏入的地方……

也许你会看到一些画面，也许是感受到了什么，再也许，你一开始就想到了这个地方。就让那些一直出现的东西出现，然后接受它。

也有可能，这时候出现了让你不舒服的画面。那就请继续向前。我保证，肯定会有其他安全、舒适的地方存在。有时候你找到了安全之所，却不知道如何到达，因为距离实在太遥远了。这时，为自己寻找助行工具，比如说一艘船或者一架飞机，或者有魔力的东西，比如飞毯。

如果你感觉现在到达了安全之所，请告诉我。如果愿意，你可以描述一下这个地方。

请确认，你在那儿感到了百分之百的安全舒适，在那儿感到了轻松自在。最重要的是，你在那儿感到了完全的安全、轻松，受到保护。请把这个地方尽量布置得舒适。

此刻，请全身心地感受，让自己待在这个安全的地方。

这时，你的身体是什么感觉？

你看到的是什么？

你听到的是什么？

你闻到的是什么？

感觉一下，皮肤上有什么？

你的肌肉感觉怎么样？

你的呼吸呢？

还有，你的腹部呢？

请准确地体验这种感觉。让自己毫无疑问地确知，处在这里，自己身体的各个部位是一种什么样的感觉……

现在，跟自己约定一个姿势！借助这个姿势，你就能到达这个安全之所。比如，握紧拳头，或者伸出双手，或者扩一下胸、跷一下脚……任何时候，只要你愿意，一做这个姿势，你就能到达这里。现在请你做一下这个姿势，让你的身体对此有所记忆。可以让我看看这个姿势，也可以，只让自己知道……

现在，请再次感受在这个安全之所的良好感觉，然后回到我们的现实中来。

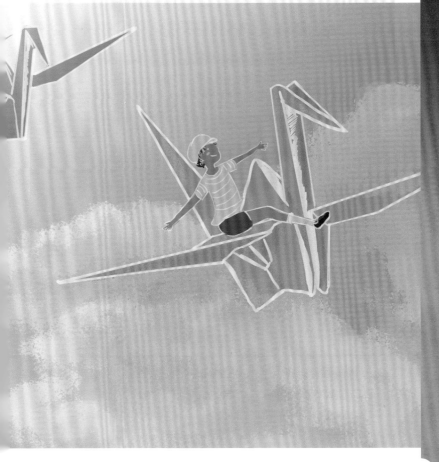

27

三、隔离期间可做的自我心理监测

与普通健康人群一样，处于隔离期间，我们也要从躯体症状、情绪、行为、思维四个维度进行自我心理监测，将自隔离以来的表现与既往表现进行对比，也与自己观察到的他人表现进行对比。

01 可以借助前文提供的综合生理心理社会功能评估问卷 UPPSAQ-70（第一章）。

02 借助焦虑自评量表（表 2-1），根据最近一周情况及实际感觉，在相应方格中打"√"（A= 没有或很少；B= 有时；C= 大部分时间；D= 绝大部分时间）。

表 2-1　焦虑自评量表

项目	A	B	C	D
1. 我觉得比平常容易紧张和着急				
2. 我无缘无故地感到害怕				
3. 我容易心里烦乱或觉得惊恐				
4. 我觉得我可能将要发疯				
5. 我觉得一切都好，也不会发生什么不幸				
6. 我手脚发抖打战				
7. 我因为头痛、颈痛和背痛而苦恼				
8. 我感觉容易衰弱和疲乏				
9. 我觉得心平气和，并且容易安静坐着				
10. 我觉得心跳得很快				
11. 我因为一阵阵头晕而苦恼				
12. 我有晕倒发作，或觉得要晕倒似的				
13. 我吸气呼气都感到很容易				
14. 我的手脚麻木和刺痛				
15. 我因为胃痛和消化不良而苦恼				

续表

项目	A	B	C	D
16. 我常常要小便				
17. 我的手脚常常是干燥温暖的				
18. 我脸红发热				
19. 我容易入睡并且一夜睡得很好				
20. 我会做噩梦				

计分方法：除第 5、9、13、17、19 题从左至右 4 个选项分别计 4、3、2、1 分外，其他题目是从左至右 4 个选项分别计 1、2、3、4 分。

参考值：总分 <40 分。

03 借助抑郁自评量表（表 2-2），根据最近 1 周情况及实际感觉，在相应方格中打 "√"（A= 没有或很少；B= 有时；C= 大部分时间；D= 绝大部分时间）。

表 2-2　抑郁自评量表

项目	A	B	C	D
1. 我觉得闷闷不乐，情绪低沉				
2. 我觉得一天之中早晨最好				
3. 我一阵阵哭出来或觉得想哭				
4. 我晚上睡眠不好				
5. 我吃得跟平常一样多				
6. 我与异性密切接触时和以往一样感到愉快				
7. 我发觉我的体重在下降				
8. 我有便秘的苦恼				
9. 我心跳比平时快				
10. 我无缘无故地感到疲乏				
11. 我的头脑跟平常一样清楚				
12. 我觉得做以前经常做的事情并没有困难				
13. 我觉得不安而平静不下来				
14. 我对将来抱有希望				
15. 我比平常容易生气激动				

续表

项目	A	B	C	D
16. 我觉得做出决定是容易的				
17. 我觉得自己是个有用的人，有人需要我				
18. 我的生活过得很有意思				
19. 我认为如果我死了别人会生活得好些				
20. 平常感兴趣的事我仍然照样感兴趣				

计分方法：第 1、3、4、7、8、9、10、13、15、19题从左至右 4 个选项分别计 1、2、3、4 分；第 2、5、6、11、12、14、16、17、18、20 题从左至右 4 个选项分别计 4、3、2、1 分。

参考值：总分 <41 分。

四、可以从他人那里得到的帮助

01 可以从参与管理的公务人员那里得到一些必要的解释和隔离要点。

02 可以从无法见面的亲友那里得到一些有用的信息和自己需要的心理支持；得到讲述自己感受、被亲人听到、被家人了解和接纳自己情绪的机会；还可以让家人以一以贯之的平和或幽默与自己聊聊其他事物。

03 可以与共同居住的家人商议日常事务来保护各自的自主性和自我价值感；可以指导孩子或儿童克服独处一室的隔离困难，通过给予直接鼓励和帮助来保护自己的责任感和尽到义务的感受。

第三章
直接诊治患者的医务人员的心理防护

一、非工作常态下常见的心理反应

01 左右为难的感觉：既害怕家人亲属为自己担心，总想找时间与家人联络，报个平安，但又怕他们知道情况更担心；自己既担忧家人出现健康问题，如新型冠状病毒感染或其他健康问题等，又怕听到这些问题时自己不能照顾家人而难过自责。

02 疲惫和无力的感觉：已尽全力但事情难以由自己掌控时容易出现，有时会觉得疫情漫长无期。

03 对自身健康的焦虑感：对自身健康状态担心和过度关注，有时会反复确认自己有无发热、乏力、咳嗽、呼吸困难等症状。

04 心理挫败感：在看到患者病情加重或不治离世时容易出现，甚至会认为自己不是一个称职的医务人员，有内疚感。

05 批判和封闭自己：在看到同事们的坚强和能力时，容易出现不能接纳自己的脆弱，不敢承认和表达自己的苦恼，瞧不起自己的同时更怕他人瞧不起自己，因而不想与他人交流，独自一个人承担痛苦，靠理智和意志来压抑、控制自己的情绪，并因此感到无助。

06 抱怨和苛责他人：在感受到医疗现实不能尽如人意时，容易出现指责和不满意，觉得那么多本应做到的事情怎么都出了问题，有时说话会过于尖刻。

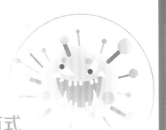

二、做好自我心理防护的方式

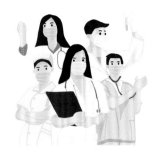

心理防护的目标不是要求自己必须没有心理困扰，而是尽量使其保持在可控范围内；必要时寻找可用的方法来保障情绪的稳定性，恢复自我控制能力；保障工作时注意力能集中在目前的任务上，对疾病诊治的认知与现实基本相符；能适当应对目前非常态下的医疗工作，保持需要达到的工作能力。

01 理解适度的心理反应也会产生积极的影响。

（1）对自我健康的焦虑有助于医务人员对自身风险有更好的觉察，更加关注个人防护，这有利于在工作中切实有效地落实防护的每个步骤、减少被感染的概率；对自身健康状态的监测也有利于早期发现被感染的迹象。

（2）患者的处境会自然地激发医务人员强烈的助人动机，帮助医务人员更好地了解患者的病情变化、学习相关知识，在此基础上为患者提供更好的医疗照护。

（3）当意识到自身力量的微小、局限后，医务人员更能意识到团队的重要性，因此在工作中有更大的意愿与同事合作、信任同事，这有利于增加团队的凝聚力。

（4）发现问题和尖锐批评也会给管理者更多改进细节、改善系统、思考主次方向的机会，更能起到反馈一线人员需求的作用。

02 敏锐意识到过度的心理行为反应会有消极影响。

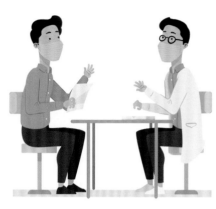

（1）在非常态下工作时，医务人员是较为亢奋的，有时甚至忽略对自身生理需求和心理需求的照护，长此过度疲劳，难以应对持久高压的工作。

（2）当医务人员怀着满腔热忱和勇气投入抗击疫情的工作中，当发现自己努力的目标难以实现——患者总是那么多、怎么也看不完，自己的患者病情不见好转、不得不面对患者离世等情况时，如果过度表达挫败、怀疑、失望的感受，需要警觉情绪的"传染性"，以免影响工作氛围，甚至影响团队士气。

03 自我心理防护的内容。

（1）保证基本生理需要。保证足够的营养、健康、食品的供应；找到短暂休息放松的方法，在不影响工作的情况下保证充足的睡眠；监测自己的身体健康状态。

（2）更新疾病及防疫的专业知识，增加对疾病诊疗与防控的确定性。

（3）允许自己有情绪，并告诉自己哪怕是强烈的情绪也是正常、自然、能耐受的，等应激反应过去后会恢复。不需要自我贬低或者对自己的内心都要"逞能"。

（4）与家人和朋友保持必要联系；与同事搭伴互相提醒和鼓励，互相监测和交流心理防护经验。

（5）保障空余时间充分必要的放松和恢复。

04 可因人而异运用的方法。除第一章和第二章介绍的方法以外，你还可以用自助工具箱提供的方法进行自我练习。

自助工具箱

渐进式肌肉放松练习

坐好，尽可能地使自己舒适，尽最大可能地让自己放松……

现在，首先握紧右手拳头，把右拳逐渐握紧，在你这样做时，要体会紧张的感觉，继续握紧拳头，并体会右拳、右手和右臂的紧张。

现在，放松，让你右手指放松，看看你此时的感觉如何……

现在，你自己去试试全部再放松一遍。

再来一遍，把右拳握起来……保持握紧，再次体会紧张感觉……

现在，放松，把你的手指伸开，再次注意体会其中的不同。

现在，让你左手重复这样做。

以同样的方法用于放松左手与左臂，接着放松面肌、颈、肩和上背部，然后放松胸、腹和下背部，再放松臀部、大腿和小腿，最后身体完全放松。

步骤如下：

- 握紧拳头—放松；伸展五指—放松。
- 收紧肱二头肌—放松；收紧肱三头肌—放松。
- 耸肩向后—放松；提肩向前—放松。
- 保持肩部平直转头向右—放松；保持肩部平直转头向左—放松。
- 低头使下颌触到胸部—放松。
- 尽力张大嘴巴—放松；闭口咬紧牙关—放松。

- 尽可能地伸长舌头—放松；尽可能地卷起舌头—放松。
- 舌头用力抵住上颚—放松；舌头用力抵住下颚—放松。
- 用力张大眼睛—放松；紧闭双眼—放松。
- 尽可能地深吸一口气—放松。
- 肩胛抵住椅子，拱背—放松。
- 收紧臀部肌肉—放松；臀部肌肉用力抵住椅垫—放松。
- 伸直双腿并抬高 15~20 厘米—放松。
- 尽可能地收缩腹部肌肉—放松；绷紧肌肉并挺腹—放松。
- 伸直双腿，足趾上翘背屈—放松；足趾伸直趾屈—放松。
- 屈趾—放松；翘趾—放松。

以上动作坚持 5 秒，然后放松 8~10 秒。每天重复 3~5 个循环。

正念身体扫描练习

舒服地坐着或站着。用一些时间来觉察呼吸以回到当下时

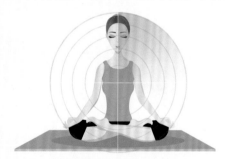

刻，意识到现在你在哪里，不要停留在过去或担心未来。

用你的心灵之眼想象"扫描"头顶和眼之间的区域，把注意带到身体的外面，注意额头紧张或紧绷的感觉，并让它变得柔软和放松。然后扫描从眼睛到下巴的区域，注意下巴的所有感觉，让紧张的肌肉变得放松。

接下来扫描从下巴到锁骨的区域，让颈部和喉咙放松。暂停一下并觉察什么正在发生。把注意力从锁骨带到肩膀，觉察

那个感觉，如果你愿意，通过呼吸带走任何紧张的感觉。从肩膀扫描到胸腔，停留，然后向下扫描到胃部，停留，让呼吸带走任何紧张的感觉，如实地觉察出现了什么。从腹部到髋部向下扫描，停留并觉察所有感觉。

把注意力拉回到肩膀并同时向下扫描两个胳膊，停留在肘部和腕部，然后停留在手指。觉察在身体上出现的感觉。带着觉察和好奇心，从髋部向下扫描，经过骨盆，停下来觉察任何感觉，然后向下扫描到大腿、膝盖，从膝盖向下扫描到脚踝然后到脚趾。

现在把注意力带到我们通常不注意的身体部位。扫描脚底，从脚趾到脚后跟。然后继续扫描身体的背面，从脚后跟到腘窝，觉察出现的任何感觉、任何紧张或不适。让身体变得放松。

带着友善的关注，从腘窝扫描到臀部。从臀部移动到腰部，停留并觉察腰部的感觉。觉察隐藏在腰部的任何不适感，让其放松。从腰部扫描到背部，然后到肩胛骨，觉察所有的感觉以及任何不适。

从肩胛骨同时向下扫描双臂的后部，依次注意上臂、肘部、手腕和手掌。重新回到肩膀，向上扫描从颈部到头的后部的区域，停留并觉察任何感觉或不适。

最后，从头的后部和耳朵向上扫描，停留在头部的顶点。

在最后的几分钟，觉察在每一刻出现的任何最强烈的感觉。向你周围的世界保持开放，允许声音进来。如果你的眼睛是闭着的，轻轻地睁开，注意光线、阴影和色彩。或许你的脚正在接触地面，你的臀部正在椅子或垫子上，觉察这种感觉及产生的任何其他感觉。让你的心灵自由自在，不做任何努力，不控制。

当你准备好了，动动手指和脚趾，并伸展它们。

在接下来的活动中尽力保持觉察。

三、做好压力工作下的自我心理监测

01 需要自我监测的"三维一态"。

（1）情绪维度：情绪的稳定性与自我控制能力。

（2）认知维度：工作时注意力能否集中在目前的任务上，解决问题与做决定的能力是否正常，对疾病诊治的认知与现实是否相符。

（3）行为维度：能否恰当应对目前非常态下的医疗工作，能否保持正常必要的工作能力。

（4）应激状态：在工作中是否遇到如下紧急情况，如突然调动岗位、重大人员伤亡事故、某同事死亡、患者死亡、患者自杀等。

02 自我监测可使用的工具。除了第一章和第二章介绍的自我评估工具以外，还可以使用以下工具。

（1）三维评估量表（表 3-1、表 3-2、表 3-3）。

表 3-1 情绪严重程度量表

损害程度	主要表现	评分
无损害	情绪状态稳定，对日常活动情感表达适切	1
损害很轻	情感对环境反应适切，对环境变化只有短暂的负性情感流露，不强烈，情绪完全能自控	2
		3
轻度损害	情感对环境反应适切，但对环境变化有较长时间的负性情感流露，能意识到需要自我控制	4
		5
中等损害	情感对环境反应有脱节，常表现出负性情感，对环境变化有较强的情绪波动。情感状态虽然比较稳定，但需要努力控制情绪	6
		7
显著损害	负性情感明显超出环境的影响，情感与环境明显不协调，心境波动明显，意识到自己的负性情感，但不能控制	8
		9
严重损害	完全失控或极度悲伤	10

表 3-2　行为严重程度量表

损害程度	主要表现	评分
无损害	对事件的应对行为恰当，能保持必要的日常功能	1
损害很轻	偶尔有不恰当的应对行为，能保持必要的日常功能，但需要努力	2 3
轻度损害	偶尔出现不恰当的应对行为，有时有日常功能减退，表现为效率的降低	4 5
中等损害	有不恰当的应对行为，且没有效率。需要花很大精力方能维持日常功能	6 7
显著损害	应对行为明显超出事件的反应，日常功能表现明显受到影响	8 9
严重损害	行为异常、难以预料。并且对自己、他人有伤害的危险	10

表 3-3　认知严重程度量表

损害程度	主要表现	评分
无损害	注意力集中，解决问题和做决定的能力正常。自身对事件的认识、感知与实际情况相符	1
损害很轻	思维集中在事件上，但思想能受意志控制。问题解决和做决定的能力轻微受损。对事件的认识、感知与现实基本相符	2 3
轻度损害	注意力偶尔不集中，感到较难控制对事件的思考。解决问题和做决定的能力降低。对事件的认识、感知与现实情况所预计的在某些方面有偏差	4 5
中等损害	注意力常难以集中，较多地考虑事件而难以自拔。解决问题和做决定的能力因为反复思考、自我怀疑和犹豫而受到影响。对事件的认知和感知与现实情况有明显的不同	6 7
显著损害	沉湎于对事件的思虑，因为反复思考、自我怀疑和犹豫而明显地影响了解决问题和做决定的能力。对事件的认知、感知可能与现实情况有实质性的差异	8 9
严重损害	除了事件外，不能集中注意力。因为受反复思考、自我怀疑和犹豫的影响，丧失了解决问题和做决定的能力。因为对事件的认知和感知与现实情况有明显差异，从而影响了其日常生活	10

（2）压力来源问卷（表 3-4）。

在工作中，你是否感受到有以下来源的压力？在相应的方格中打"✓"。

表 3-4　压力来源问卷

项目	完全不符合	不大符合	有些符合	完全符合
1. 害怕被感染				
2. 怀疑自己是否已经被感染				
3. 梦到自己 / 家人 / 同事被感染				
4. 担心自己的其他健康问题				
5. 担心自己将病毒传染给其他人				
6. 担心自己的家人被感染				
7. 担心家人的其他健康问题				
8. 感到病毒就在附近随时会侵入				
9. 担心病毒失控 / 广泛传播				
10. 担心不安全				
11. 感到生命受到威胁				
12. 感到自己失去了对生活的控制				
13. 想到了死亡和死亡的来临				
14. 由于工作负担感到有压力				
15. 担心自己被轮转到"新冠肺炎"病房				
16. 担心自己被隔离 / 活动受到限制				
17. 感到自己被歧视				
18. 由于自己的工作感到被朋友和家人疏远				

计分方式：表格中从左至右 4 个选项分别计 0、1、2、3 分。

参考值：<20 分。

(3) 职业耗竭量表（表 3-5）。

将以下方面与你在目前工作中的真实情况或感受进行比较，在相应的方格中打"√"。

表 3-5　职业耗竭量表

项目	从未如此	很少如此	有时如此	经常如此	总是如此
1. 我觉得工作把我的精神都耗尽了					
2. 一天工作下来，我感到精疲力尽					
3. 早上起床一想到又不得不面对一天的工作，我感到很没劲					
4. 我很能理解患者的感受					
5. 我觉得我对待某些患者，就好像他们是没感情的工作对象					
6. 整天的工作对象都是人，这让我觉得精神紧绷					
7. 我总是很有效地处理患者的问题					
8. 工作让我感到倦怠					
9. 我正通过自己的工作对其他人的生活产生着积极的影响					
10. 我感觉自从干了这份工作，我对别人变得冷淡了					
11. 我担心这份工作会让我变得情感麻木					
12. 我感到精力很充沛					
13. 工作中我经常感到沮丧					
14. 我想我目前的工作太辛苦了					
15. 对某些患者，我懒得去理他们					
16. 我感觉现在这种天天和人打交道的工作给我很大的压力					
17. 和患者在一起时，我能轻易营造出轻松的气氛					
18. 每当和患者密切合作之后，我感到精神愉悦					
19. 我在这份工作中做了很多有意义的事					
20. 在工作上我感到身心俱疲					
21. 在工作中，我能很镇静地应对一些情绪问题					
22. 我感到患者会把自己的一些问题归咎于我					

计分方式：表格中从左至右 5 个选项分别计 1、2、3、4、5 分。累加第 1、2、3、6、8、13、14、16、20 题为情感耗竭得分；累加第 5、10、11、15、22 题为医患关系耗竭得分；累加第 4、7、9、12、17、18、19、21 题为工作能力耗竭感得分。

参考值：情感耗竭 <27 分，医患关系耗竭 <10 分，工作能力耗竭感 >33 分。

（4）事件影响量表（表 3-6）。

以下是经历或目睹无法预测的突发事件时可能会有的心理或生理反应，请你对照自己过去 2 周内的反应及对你的影响程度，在相应的方格中打"√"。

表 3-6 事件影响量表

项目	没有	很轻	中等	偏重	严重
1. 任何暗示都能把我带回到当时对此事的体验中					
2. 我难以保持熟睡					
3. 我常因为其他事物想起此事					
4. 我觉得容易愤怒或生气					
5. 当我想起此事时，我避免让自己难过					
6. 虽然我不愿意，但还是想起此事					
7. 我觉得此事仿佛没有发生或者不是真的					
8. 我远离能让我想起此事的提示物					
9. 关于此事的画面或形象常在脑海闪现					
10. 我很敏感并且容易受到惊吓					
11. 我努力不想此事					
12. 我知道自己仍对此颇有感触，但是我不愿面对这种情感					
13. 我对此事的感触有些麻木					

项目	没有	很轻	中等	偏重	严重
14. 我发现我的所做所想好像又回到了那时					
15. 我难以入睡					
16. 关于此事常有强烈的情感波澜袭扰我					
17. 我试图把此事从记忆中抹去					
18. 我难以集中注意力					
19. 想起此事导致我有生理反应，如出汗、呼吸困难、恶心或心跳加速					
20. 我做与此事有关的梦					
21. 我充满警惕性或处于警觉状态					
22. 我尽量不谈论此事					

计分方式：表格中从左至右 5 个选项分别计 0、1、2、3、4 分。

参考值：总分 <40 分。

（5）UPPSAQ-70 评估量表，参见第一章。

03 需要专业介入的情况。

（1）出现无法入睡、情绪低落、焦虑、心慌等，持续两周不能缓解，影响工作。

（2）三维评估量表总分 >12 分，情绪的稳定性与自我控制能力、注意力与解决问题的能力、工作能力出现一定困难。

（3）事件影响量表得分 >26 分。

四、可以从他人那里得到的帮助

01 如有志愿者，可以请他们帮助提供一些生活需求的方便，如采买、传递信息等，尽可能减少自己的后顾之忧，安心投入工作。

02 如能向上级人员和管理者反映工作排班、计划、倒班、饮食、休息区设施等的合理想法，应可以对工作、生活和心理预期更有把握性。

03 应可以从机构安排的上岗前业务培训中得到一些心理防护相关的知识。

04 当以上自我监测评估量表分数超出正常范围时，应从可及的具有组织管理和专业能力的心理援助人员那里得到解读和／或现场、热线的帮助。

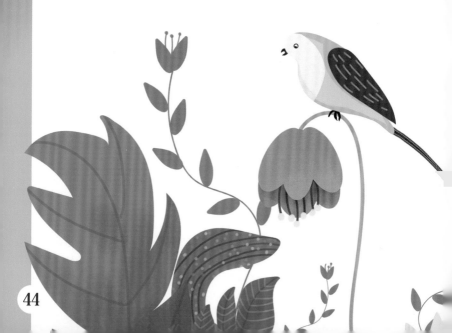

第四章
新冠肺炎患者的心理防护

一、感染新冠病毒患病期间会出现的心理反应

01 患病带来的躯体症状不适所致的心理影响。躯体症状，如发热、乏力、呼吸窘迫等本身就可以给人带来焦虑、抑郁的情绪反应。大部分人在躯体症状好转后，这些情绪也继而缓解，部分人焦虑、抑郁情绪持续时间更久。

02 可能威胁生命的疾病预后所致的心理影响。在患病过程中，生命受到威胁的感受给人带来创伤体验（专业术语中创伤指自身生命或躯体完整性受到威胁的经历或者目睹亲近的人的生命或躯体完整性受到威胁的经历）。在一部分患者中，这样的创伤体验，在真实的威胁消失后仍可能持续存在。

03 因防止感染扩散而必需的隔离所致的心理影响。除前述隔离人群的普遍反应外，患者的隔离带来的心理影响也可能更多。例如失控感，不能在自己熟悉的环境里生活；不能做自己想做的事；不能随意见自己想见的人；吃什么、穿什么不再受自己控制；甚至什么时候会有医生进门、做什么操作也不受自己控制。例如压抑感，看不到房间外面什么样子；甚至看不到医生护士的脸，只能看到标准的防护服。例如愤怒感，病毒是看不见、抓不到的，愤怒就指向了周围或自己。指向周围时的攻击反应，指向自己时的"破罐子破摔"，不积极寻求治疗甚至回避和抗拒治疗。例如轻症的隔离患者的无聊感。例如利他的心理反应，哪怕为了自己的家人好好自我隔离、好好配合治疗战胜疾病。例如内心希望感，相信绝大多数情况下自己的病情能够经过治疗缓解、治愈；能够从相濡以沫、持续支持自己的家人

那里，从冒着自身安全风险持续提供医疗支持的医护人员那里，从无数持续守望、帮助的陌生人那里体会到爱与力量。

值得一提的是，因新型冠状病毒的诸多尚不可知性，人们对其的恐惧水平很可能高于同样风险水平的躯体疾病或感染性疾病。因其传染性，患者还很可能担心自己受到歧视、被标签化，因而有更多的羞耻感。

二、做好自我心理防护的方式

个人的自我心理防护目标是既不过度悲观恐惧，也不盲目掉以轻心；出现负面心理反应时保持自我监控和管理，不让这些负面情绪占上风就好。在心理状态稳定的基础上好好配合治疗，实现最大程度的临床疗效。

自我防护的内容和方法有以下几个方面。

01 规律生活作息，尽量安排满每天时间，这对于对抗无聊感、失控感、没有意义的过度关注行为都有帮助。可以给自己列个"课表"，从早到晚的时间不要有空隙，例如"医生查房""吃饭""听音乐""看书""和病友聊天"等。

02 针对具体的内心不安，可以主动询问医护人员。对于有些没有确定答案的问题，可保持关注，但不要自己反反复复去"反刍"般地想；一定程度上忍受未来的不确定性，活在当下，为所当为，这是此时此刻需有的"智慧"。

03 人都有获得一定掌控感和隐私的需要。有些愿望也可以向医务人员提出协商，例如能否允许某些时间是不被打扰的。

04 如果可能的话，尽量增多信息输入，例如视频、音频通话，带上家人照片。

05 放松训练（在第一章、第二章、第三章中介绍的方法都可以尝试）。

06 还可以借助自助工具箱中的方法，运用想象力和隐喻来帮助自己。

自助工具箱

动物的隐喻

回忆自己的困难经历时，有人能用图像或画面去感觉他们，人的回忆总是与那时的行为方式、身体感觉及内心感受相连接的。

请闭上双眼，想象此时一幅动物的画面慢慢出现，比如此时的疾病，你只能用内在双眼才看得见。

这个动物是什么样子的呢？有什么样的身体姿势？

请用你内在的双眼环视四周，这只动物生活环境是什么样的？什么样的季节？什么样的天气？什么样的时间？

现在，你的眼前出现另一幅动物的图像，它完全与这个问题无关，那又是一只怎样的动物？在什么样的环境？什么样的天气？什么样的气候？什么样的时间？

用此时这只动物的眼光来观察，另外那只有问题的动物看起来有什么显眼的地方？它可能会需要什么东西才会变得舒服一些？

请你再回答以下问题，现在这只动物要怎样帮助另外那只动物，它才会舒服一些呢？比如说，以信息的形式，或者建议，或者新的行为方式，能让真正对那只有问题的动物有益。

现在请让这两只动物一起做些什么，如果它俩共同开始一项新的合作，这可能会是什么呢？

假设一下，它俩在共同合作的过程中发展出了新的特性，那会是怎样的？会是怎样的一种感觉？

容许这样的一段故事夜晚出现在你的梦里，在你休息的时候，在你感觉舒适的时候，让它继续进行下去，继续发展。

这种以游戏的方式来顺带处理问题的方法，已被验证是很有效的。

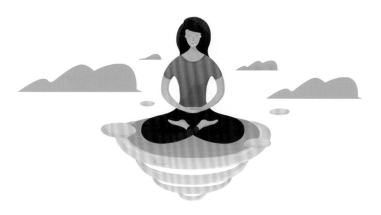

冥想训练

请找一个舒服的姿势坐下，或是躺下。轻轻地闭上眼睛，让心情慢慢平复。让你的身体慢慢地、全面地放松下来。你内心平静自然，心无杂念。

此时此刻，你的心灵慢慢升起，离开你的躯体，来到一片风景优美的草地上。

这是一个初夏的午后，你迎着轻轻的微风，缓缓地走在这一望无际的绿油油的草地上。草地上点缀的星星点点的小花，随着清风微微地点着头。

你来到不远处的小湖边。湖心一片连绵的荷叶浮在清澈的水面上。含苞待放的荷花婀娜地立在其间，偶有几只蜻蜓点水飞过，湖面便荡起圈圈涟漪。

此时，你看着眼前的美景，感觉你的身心豁然开朗。

有一种非常舒适的感觉在你的身体里蔓延开来。

你席地而坐，慢慢地躺在柔软的草地上。

你闭上眼睛，享受着美妙的时刻。

你深深地吸了一口气，略带花草香味。清新的空气一直渗入你的心里，渗入你身上的每一个细胞。你整个身心都慢慢地、慢慢地融入到这美丽的大自然之中。暖暖的阳光温柔地照在你的身上，微风轻轻地拂过你的脸庞。

此时你的一切烦恼、忧愁、恐惧、沮丧在这阳光的照射下和微风的吹拂下都一去不复返了。

你感到自己的身心非常放松、非常安逸、非常舒适。湛蓝的天空中飘着几朵白云，轻盈地如棉絮一般。你感觉你坐在了一片白云上，随着它慢慢飘移。你感到绵软而踏实、自由自在、无拘无束。

你的内心充满了宁静祥和。一种舒适平安的感觉慢慢地聚集到你的心里。你感觉到自己的身心非常安逸、非常放松、非常舒适、非常平安。

请你慢慢体验一下，这种放松后愉悦的感觉。

现在，你的心灵随着白云慢慢飘移到你的躯体旁，慢慢与你的身体合二为一。你觉得浑身都充满了力量，心情特别愉快。你的头脑开始渐渐地清醒，思维越来越敏捷，反应也越来越灵活，眼睛也非常有神气。你特别想下来走走，散散步，听听音乐。

准备好了吗？好，请你慢慢地睁开眼睛。你觉得头脑清醒，思维敏捷，浑身都充满了力量。你想马上起来散散步。

三、做好治疗期间的自我心理监测

01 对自己的情绪进行自我监测，目前内心的情绪都有哪些？哪个或哪几个占主导？这些情绪合理吗？这些情绪会对我自己、对周围人产生什么影响？

例如，我发现我很担心，我在担心什么？这个担心符合事实吗？我是不是可以问问医生、护士，我的担心是不是符合事实？如果我知道我担心多了，也许我该提醒自己多转移注意；如果我的担心不多，为此我能做些什么？我这么担心，对我有帮助吗？对周围人会有什么影响？

例如，我发现我很生气，我在对什么生气？我生气的理由符合事实吗？合理吗？我生气对我有帮助吗？对周围人有什么影响？

02 可以通过情绪日记的方法来更好接触自己的情绪，每天可以写一写自己印象深刻的事或情绪，当时发生了什么，当时的想法，当时的情绪反应，当时的行为反应（详见第一章）。隔离的这段时间，也可以是从平时的忙忙碌碌中脱离而更多接触自己内心的时间。

03 也有一些自评的量表工具可以评估焦虑、抑郁、创伤体验等心理症状（第一、第三章中都有介绍）。

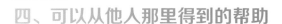

四、可以从他人那里得到的帮助

最基础的也是最重要的：充分的医疗需要、饮食起居需要、情感联系需要。

你还可以从你的医生那里得到如下帮助。

01 理解和共情。如果你愿意对医生流露，他们会从你的言谈、眼神、表情中了解你的心情并知道你的不易。

02 生活上感受到有一定的控制权。

03 告诉医生你患病的一切的同时，你的医生也会同样尊重你的隐私。

04 你的医生还可以帮助你知晓日期、时间；能够让你了解自己的环境信息及外面在发生什么；他们在防护服上写上的名字也是在进门或操作时向你作的自我介绍。

05 如果有家人或好友提供的视频、音频，你还可以从他们那里得到重要的情感支持。

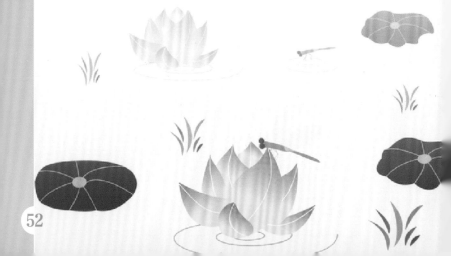

第五章
家庭成员群体的心理防护

一、对家人的强烈牵挂易产生的心理反应

作为一名医务工作者的家属，在这段时间我亲历了由紧张、担心、盼望到恐惧、害怕、无助，慢慢调整到接纳、平和的心理历程。这个时候我发现，我们的自我稳定、为所能为、为所当为是非常重要的。

我丈夫作为一名感染科的检验人员，本来每年流感季就很繁忙，在此次疫情暴发之后，他又义无反顾地投入了一线工作，每天 24 小时值守，半个月期间他也只是为了换洗衣服回来过 3 次。即使在家也处于电话、短信不断的工作状态，我们甚至没有时间交谈，吃饭也常常被工作打断，夜里我们更是常常被他的紧急电话短信吵醒，睡眠断断续续，白天昏昏沉沉。眼前这一切都把我们的回忆拉回到"非典"时期，那时候也是这样，一家人都处于非常紧张和焦灼的状态。

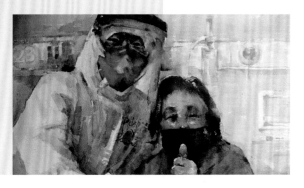

一方面，我非常担心他的健康，担心他一直在高强度的工作状态下，身体是否吃得消；另一方面，我也十分担心他的安全，担心他是否会因过度劳累致免疫力下降而被感染。这种担心也延伸到了家庭，我担心他每次匆匆地回来也会带回病毒，建议他把鞋子和外衣放在门口；担心家里没有消毒彻底，孩子的抵抗力弱，会被传染；同时也担心自己，出去买菜倒垃圾，总是会回忆出门的细节，门把手、塑料袋，接触到哪里，哪里没有防护到位。一旦有点干咳、胸闷、发冷，就会怀疑自己是不是已经被传染。

作为家属，无论自己的亲人身患疾病、作为密切接触者被隔离，还是正在抗击疫情一线工作，都处于应激状态下，也顶着巨大的压力。牵挂是必然的，这时往往会产生复杂、两难甚至自相矛盾的心理活动：一方面心疼家人的不易、担心家人的安危，另一方面还会出现更多抱怨和对他们不顾家的责怪；焦虑不安地等待，期待知道更多的信息，又不敢面对那些让人更加担心的信息，比如不断增加的病例；明知这场"战疫"的持久性，又希望家人马上就解除隔离或者回家。在此期间，不知道自己能做些什么，像热锅上的蚂蚁，心烦意乱，惴惴不安，胡思乱想；有的人沮丧悲观，郁郁寡欢，什么事都做不了，更别谈照顾好自己和家人了；也有的人盲目自信乐观，觉得自己抵抗力强、身体好，不愿配合做好自我防护，不管不顾，不愿意居家隔离；有的人甚至会偏离了日常的行为规范，如同变了一个人，行为冲动，甚至会有攻击行为；还有些人采取不良的生活方式来应对，比如用熬夜、大量饮酒、吸烟、暴饮暴食来缓解紧张情绪等，这些都是人们在经历疫情后的正常反应。

二、做好自我心理防护的方式

每个人有不同方面的心理需求，在每一个时期都有一种需求占主导地位，在这段特殊时期，我们依然可以从以下几方面来满足自己的这些需求。

01 保持稳定的生活。这是目前从现实层面来说，我们最有时间、也最容易做到的，坚持在任何情况下，只要有条件就保持常态化生活规律，包括昼夜的作息、合理的饮食和营养结构、充足的睡眠、适量的运动锻炼等。

02 享受生活。我们可以在居家的状态下提高自我的生活质量，比如听听音频、电台的轻松谈话节目等，只要你觉得可以解压的声音都可以，甚至可以用一些软件来唱歌或录歌，不仅能让人心情愉快，还能增加肺活量。

做一些平时没有时间去做的事情，比如琴棋书画，侍花弄草，与宠物互动，甚至是做做家务，清洁打扫卫生。

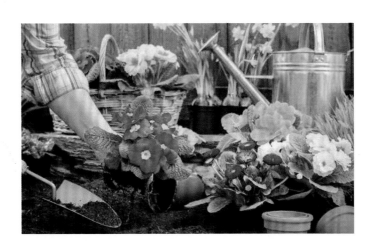

照着食谱做一道菜，烘焙一种糕点，做一份水果蔬菜沙拉等等。爱自己爱家人，简单易行。

看一本书，做一次手工，多晒太阳，适度的运动，保持因地制宜、自娱自乐的精神状态。

03 安全需求。有时候信息量过大、过多、过频繁，关注信息的时间过长，总是刷手机，容易使我们的大脑信息负担过重，导致出现不安全感、恐慌、记忆力减退、注意力下降，人在不安的时候身体也是紧张紧绷的。

避免自我强化危急感；避免自我暗示过度不安全感；避免整日被恐慌和抓狂情绪淹没。做好内心恐惧与保持希望的平衡，了解适度的恐惧能让自己做好充分必要的防护，变坏事为好事；同时坚信自己和身边所有人一起可以经受住当前的磨难和挑战，相信疫情在不久的将来终会过去。

因为人类发展到现在，经历了各种各样的危机，从洞

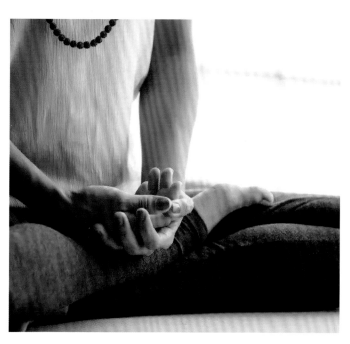

穴生活到茹毛饮血、弱肉强食、战争等，以及地震海啸、火山爆发、洪水雪崩等自然灾害，统计表明，人们在危机之后的自然痊愈率是 85%，这意味着即便不做任何干预，85% 的人在 6 ～ 9 个月之后也可以自然恢复。

04 社交需求。跟亲朋、好友、信任的同事建立日常的通信联系，相互寻求和 / 或提供交流、安慰、支持和彼此的关心。

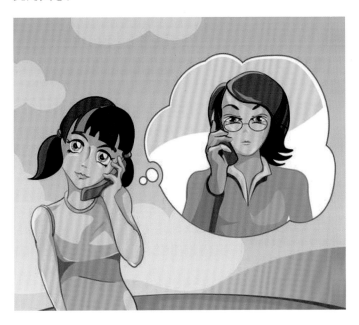

居家状态使我们有了更多的时间和家人在一起，这是一种小型的社交，也是重要的社会关系。观察孩子的成长，陪伴老人。平时我们忽略的一些细节，缺少的一些温情，此时都有了补偿。

对于在外工作或隔离的家属，我们可以用电话、短信、微信、视频等方式与其取得联系，注意不要向他们询问过多的专业工作或隔离的信息，可以表达自己和家人的关心、期盼、鼓励，跟他们说说家里的事，让他们安心，给予他们信心和支持、力量与勇气，但不要传递自己过度的焦虑和担心。

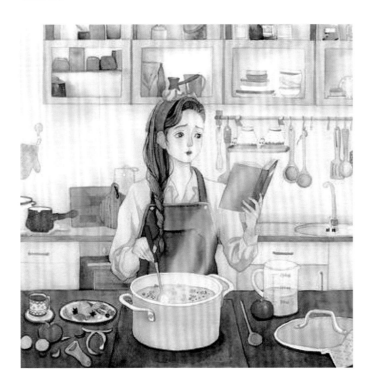

05 接纳自己。学习接纳自己的情绪，包括不批判、不责怪自己有焦虑、害怕、恐惧、后悔等情绪，也试着识别自己在以上情绪支配下有思考过于局限、言语过于唠叨、要求过于苛刻、抱怨过于强烈等言行举止现象，更要想象和尝试着如何忍耐这些情绪，减少这些负性认知和行为。

试着静下来，想象用内心之眼看对面镜中的自己有什么样的一些情绪，可以试试用笔记录下来，如平静、喜悦、焦躁、不安、委屈、孤独、恐惧、担忧、难过、低落、思念；

再试试用笔记录下来这些情绪可能对应的想法，如平静（我觉得病毒离我很远）、喜悦（我觉得和家人在一起很好）、焦躁（无事可做，不能出门）、不安（如此下去，入不敷出）……

很可能在做完这些自我情绪观照的工作之后，你就能意识到很多负面想法和情绪是过度或多余的，可以抛之脑后的。当你尊重自己的所思所想，你也就获得了放松。

06 体现价值。完成工作、学习、家务、照顾家人和其他目前可以完成的日常任务。非常时期，从小事做起，也能体现我们存在的意义。

我们也可以给自己充电，以前没有时间和精力去涉猎、去探索的知识领域，也可以趁此机会关注一下，学习新技能以提升工作能力，拓展视野，规划远景。

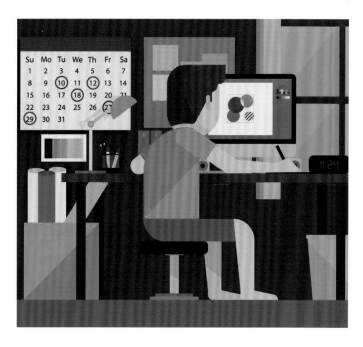

三、家庭成员可做的自我心理监测

针对不同家庭成员的角色，我们提供不同的心理监测内容，对于儿童来说，建议陪伴孩子的家长承担起心理监测的任务。

01 老年人。孩子可能在一线工作，可能正在接受隔离或治疗，孩子的情况是我们最关心，也是最牵挂的，希望能陪伴在孩子身边。照顾好自己，可能是减少孩子的心理压力的最佳办法。我们可以监测自己的日常生活情况，比如：①饮食怎么样？尽管胃口不好，能否坚持正常进食？②睡眠怎么样？睡得着吗？多梦吗？早上醒得早吗？即使我们的睡眠时间比以前短了，我们是否能够安静地躺在床上休息？③愿意做家务吗？④情绪怎么样？我们可以不在乎周围人的看法，保证孩子被允许回家的时候，给孩子准备好热腾腾的饭菜，给孩子一个大大的拥抱。

02 孕妇。在疫情来临前，我们被家人关爱备至。可能现在我们独自在家，父母或公婆在外地或老家，很难通过公共交通来到我们身边。可能我们的配偶战斗在一线，或者正在接受隔离或治疗。"为母则刚"，我们需要变得强大起来，能照顾自己，照顾大宝，照顾老人。我们需要监测以下几个方面：①胃口怎么样？能保证均衡的营养和足够的运动吗？②心情怎么样？可以找到

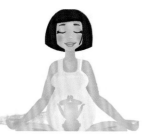

让自己高兴起来的事情吗？愿意跟家人朋友视频或者打电话吗？③睡眠怎么样？能够平静地休息吗？④孩子胎动怎么样？愿意跟孩子互动，用童话故事、音乐和孩子一起来理解疫情中的"病毒"或者"疫情"吗？能保持因地制宜、自娱自乐的精神状态吗？

03 儿童。在疫情面前，家中的成年人都在发挥自己的经验和能力，处理内心的应激反应，我们不能忽视孩子作为家庭成员的感受。建议家中的照顾者，不管是隔代照顾，还是父母照顾，监测以下几个方面：①孩子日常行为的变化，比如突然尿床了，或者变得喜欢吃手，或者脾气古怪，容易哭闹，吃饭很少，或者吃饭很多，这些可能与孩子应对应激的"退行"行为有关。②年长的孩子，观察他的情绪和饮食起居，尽管孩子不能上学，我们会担心孩子的中考或者高考，我们可以跟孩子聊聊对未来的设想，帮助孩子建立起自律和责任意识。

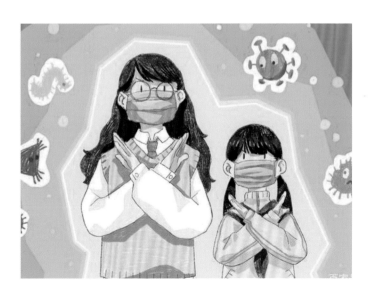

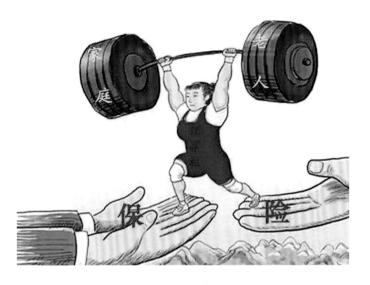

04 家庭成员中的"顶梁柱"。可以从以下几个方面自我心理监测：①生活方面。是否坚持规律起居，愿意料理家务，愿意做点喜欢做的事情。是否有社会支持，比如有亲朋可以视频或打电话。②生理方面。与平时相比，食欲、睡眠、体力、精力有无变化。③身体状况。是否无故感觉疲乏，有没有心悸、头晕等不适？身体哪个部位处于紧张状态？呼吸频率怎么样？④我们可以通过简单的情绪相关自评工具，监测自己的情绪状况。比如焦虑自评量表、抑郁自评量表等（第二章）。

四、可以从他人那里得到的帮助

01 家庭支持是我们社交网络系统中最重要的人际资

源。可以通过社交网络图（图5-1），看看有哪些亲人、朋友或者同伴适宜在近期打电话或视频，彼此分享经验和对策，当然也可以合理地宣泄。

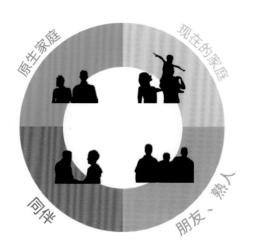

图 5-1　社交网络图

尽管我们不能当面确认家人的健康和安全，当我们从网络中看到他们，分享彼此的近况，也能帮助我们安下心来。

02 保持联系也让自己有机会从他们的反馈中及时发现自己的问题，必要时寻求专业性的评估和帮助。

03 也可以通过公益性心理援助热线、在线咨询等方式，向心理援助人员诉说和获得帮助。

04 如果求助专业医疗机构，还可以获得必要的药物和非药物治疗。

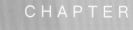

CHAPTER

第六章
疫情相关压力容易诱发的精神心理障碍

一、焦虑障碍

二、抑郁障碍

三、睡眠障碍

四、应激性障碍

一、焦虑障碍

01 发生率：焦虑障碍是普通人群中最常见的情绪障碍，终生患病率约为 15%。

02 危险因素：对于焦虑障碍而言，任何人群都无法完全免疫。比较而言，女性、罹患躯体疾病、有精神疾病家族史、存在某些性格问题（如人格障碍）、泛化的负性认知、心理调节功能不足的人，更容易被诱发出现焦虑障碍。

03 诊治要点：焦虑障碍尽管发病率很高，却常常因为患者没有及时就诊，或者因为各种躯体不适就诊于其他科室，而得不到诊断和适当的治疗。医疗上有焦虑障碍规范的诊疗指南。如果经过系统治疗，往往可以恢复得很好。

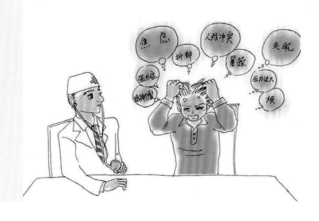

应对焦虑和恐惧的非药物干预基本原则

01 焦虑患者所担心的灾难发生的风险并不比其他人更大。

02 不愉快的感受是每个人情绪体验中的一部分。所以不要浪费精力去压抑恐惧，因为那不可能一直有用。

03 克服恐惧最为成功的时候是当你愿意接纳不愉快的感受，不屈服于恐惧，仍留在那个情境中，直至恐惧减轻。

04 当你练习克服恐惧情境时，以下内心态度和语句会帮到你：
·我允许自己害怕。
·我会度过这个状况的。
·身体症状一定会消失的。
·过去之后我会觉得轻松，也会更强大。

05 在恐惧的情境下伴随的身体感受非常不舒服，但它们既无害也无危险。练习的目的是学习处理恐惧，而不是回避它。

06 学习认识到自己承受压力的极限，尽力不要超出极限，因为身体—情绪压力过大常常是焦虑障碍的温床。

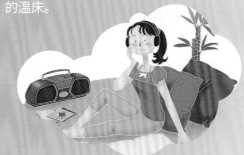

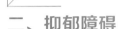

二、抑郁障碍

01 发生率：抑郁障碍是一类非常常见的精神障碍，根据 WHO 的数据，全球大约有 3.5 亿人与抑郁症为伴。在人群中，抑郁障碍的患病率约为 5%，即每 20 个人中就有 1 个人罹患抑郁障碍。女性患病率比男性高 2~3 倍，产后、更年期易发病。抑郁障碍平均发病年龄为 40 岁，极少在童年和老年期发病。

02 危险因素：抑郁障碍的病因至今尚未明确，整体来看，是生物—心理—社会因素交互作用导致了抑郁障碍的发生。抑郁障碍的危险因素包括人际关系疏远、离婚或分居、低收入等，慢性疾病患者、癌症患者、慢性神经系统疾病患者也是抑郁障碍等易感人群。脑内与情绪相关的神经递质功能异常与抑郁障碍的发生有关。

03 诊治建议：当你注意到你的情绪低落、沮丧持续超过 2 周，明显影响了自己的学习、工作、人际关系，导致自己非常痛苦时，应该警惕自己是否罹患了抑郁障碍，必要时寻求精神心理专科的帮助，接受系统评估和在此基础上的诊断。

幸运的是，抑郁障碍是可以治疗的疾病。抑郁障碍最有效的治疗是药物治疗与心理治疗。药物治疗能有效地缓解症状，防止抑郁障碍的复发，同时大家需要了解，目前临床使用的一线抗抑郁药物没有成瘾性；心理治疗早期能帮助自己聚焦于照顾自己、放松训练及计划一些定期的娱乐活动等，随着抑郁情绪的改善，能逐渐处理自己的负面认知、内心冲突、改善人际关系等。

除此之外，早期治疗对于改善抑郁障碍的预后非常重要，因此当注意到自己情绪不佳时，向值得信任的人求助、倾诉，安排规律的体育锻炼，对于改善抑郁障碍有一定的帮助。

三、睡眠障碍

01 发生率：失眠症状非常常见。成人调查发现，最近 1 年有失眠主诉者占 38.2%，但满足诊断的失眠症患病率为 1%~10%。因为现代生活的很多因素都会对睡眠产生干扰，只要正确应对，就可以自然恢复，不需要诊断为慢性失眠症。

02 失眠症的危险因素：女性和老年人患病率高，使用精神活性药物，患有精神障碍或慢性躯体疾病也是重要的危险因素，睡眠习惯和睡眠环境也有相关性。

03 诊治建议：失眠症的诊治需要医生根据患者的具体表现进行评估、检查后方能得出诊断和治疗建议。睡眠卫生常识（见文末）是出现失眠症状时首先应该了解的基本知识。有睡眠问题者在有条件时可寻求精神 / 心理医生的专业诊治，在此之前可以尝试以下自助调整方法。

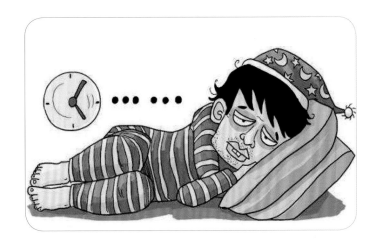

（1）检查自己的睡眠环境是否有明显干扰睡眠的因素存在：显著噪声、强烈光线、室温过高等（注意避免对环境因素过于苛求，因为强烈追求理想的睡眠环境会增加睡前焦虑）。

（2）检查是否存在明显干扰睡眠的生理因素：过饿或过饱、疼痛、咳嗽等躯体不适，使用有失眠副作用的药物或烟、酒、茶等精神活性物质。

（3）检查自己的总体情绪状态：是否多数时间有偏重的焦虑、怨恨、失望、抑郁等情绪，积极缓解。

（4）检查自己的作息规律：日间仍需保证一定的体力及脑力消耗，不睡懒觉，日间不卧床，午休不要过长，傍晚不要打盹，不刻意提前上床，睡前避免做刺激大脑兴奋的事（玩游戏、认真思考问题等），不在床上做其他事（玩手机、聊天、看电视）。

（5）调整自己对待睡眠的态度：迫切想睡、为失眠担心、过度强调睡眠的重要意义等态度都可以显著干扰睡眠。对待睡眠最明智的态度是：行为上尽量遵守上述有助睡眠的作息规律，接受可能存在一些不由自己控制的干扰，相信人体本能的睡眠能力，允许自己有时睡得不够好。

（6）合理使用助眠方法：放松、音乐、有声书、冥想、幻想、数羊、香氛。

（7）合理使用助眠药物：不建议随意尝试助眠药物。若过去已经知道某助眠药物对自己适用，可以在必要时使用。注意在 2~4 周内短期使用，在药物的帮助下积极调整作息规律和对待睡眠的态度，尝试其他助眠方法，不可把药物作为解决失眠的唯一途径。

（8）观察自己睡眠的整体趋势而不是仅关注昨天睡得好不好，可以使用睡眠日志（表 6-1）将 1 周的睡眠情况总结在一页纸上便于整体观察。

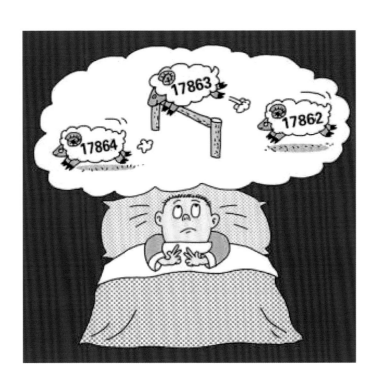

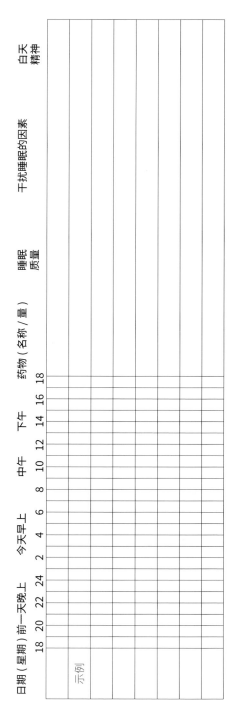

表 6-1 睡眠日志

请于每日起床后填写夜间部分，睡前填写日间部分。睡眠时段根据感觉估计，不要特意看表。常用符号：

● 熄灯（打算睡觉） ├──┤ 睡着的时段 ├┄┄┄┤ 睡前打算的时段（包含午睡及打盹） ├┄┄┤ 半睡半醒（或感觉多梦） ○ 开灯或起床（决定不睡）

C 饮用含咖啡因的饮料（咖啡、茶） A 饮酒 M 服用药物 E 运动 S 感觉困倦 R 放松 L 接受光照

睡眠卫生常识

· 未感觉困倦时不要上床

· 如果上床 20 分钟后仍然睡不着，就从床上起来

· 形成睡眠前的仪式行为

· 按时起床

· 睡前抛开那些困扰你的事情

· 不要克扣睡眠时间

· 尽可能不午睡或打盹

· 生活尽量规律

· 不要在床上做与睡觉无关的事

· 午餐后不再摄入咖啡因

· 睡前 6 小时内不饮酒

· 睡前不吸烟或摄入尼古丁

· 健康饮食，睡前不过饥也不过饱

· 坚持运动，但睡前 6 小时内不做激烈的体育活动

· 不用或慎用安眠药

· 把卧室布置得安静而黑暗，温度略低

四、应激性障碍

当我们遇到重大生活事件，比如此次新冠肺炎疫情，影响到我们的身体健康和生命安全，可能会出现一系列的反应，如感到茫然、不知所措、退缩、回避，也可能会出

现明显的焦虑反应，比如心慌、出汗、肌肉紧张等，也可能会出现多梦、易醒等，这一类反应可能是急性应激障碍（ASD）。ASD 在创伤性事件发生后即会出现，持续 2~3 天开始减轻，可在 1 个月内自行缓解。儿童遇到创伤性事件可能会出现"退行"的表现，如突然显得小了好几岁，甚至出现尿床、吃手、烦躁不安、容易发脾气、容易哭。

当我们发现总是梦到疫情相关的情景或画面；控制不住回忆疫情相关画面、声音或气味等；表现得"麻木""迟钝"；容易受到惊吓，比如被开门声吓到，可能就出现了创伤后应激障碍（PTSD）。PTSD 一般在创伤性事件发生 1 个月后出现，可能会持续半年，部分持续时间更长。对 ASD 的早期干预可能会降低 PTSD 的发生。

目前关于新冠肺炎合并 ASD 暂无相关数据。结合 2003 年 SARS 暴发后，SARS 患者、一线医务人员、疫区公众 PTSD 症状的检查率分别为 55.1%、25.8%、31.2%。经历创伤的儿童也可能会发生 ASD 或者 PTSD。有一项研究对经历创伤的 7~10 岁儿童调查发现，22.9% 的儿童可能出现 ASD，其中 63.2% 的 ASD 儿童在 3 年后仍有 PTSD 的症状。

社会支持不足、主观的危险感、担心被污名感，以及焦虑激越、受损的应对策略、注意偏移、疼痛程度和合并慢性疾病可能是 PTSD 的危险因素。自尊、幽默、社会和家庭的支持是保护因素。

当我们面对疫情，可能出现了 ASD 的相关症状，建议减少暴露于创伤性的环境或情景当中，比如建议除了解官方的疫情信息外，减少阅读朋友圈、网络或视频的相关信息，减少过多地卷入疫情相关的情绪。保持日常生活的节律，注意充足的营养摄入和足够的休息。

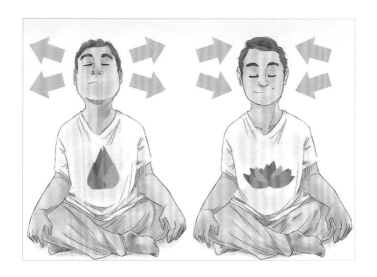

　　当我们感到不安，或者控制不住出现相关的念头、画面或者想法，可尝试做一些冥想放松（如安全之所，见第二章）。在疫情期间，既往研究表明，通过电话的支持性治疗和资源取向的心理咨询，能明显减轻 PTSD 的症状。必要时可考虑针对创伤的心理治疗，如 EMDR 治疗、叙事治疗等，或者可考虑使用抗抑郁药治疗。